これならできる！
看護師のメンタルヘルス対策ハンドブック

堤 明純
Tsutsumi Akizumi

慧文社

目次

レッスン1　医療現場のメンタルヘルス	6
1．メンタルヘルスは医療現場における喫緊の課題	6
2．意外と多い医療従事者のメンタルヘルス不調	7
3．看護師長や主任の役割	9
──相談対応とは	9
──職場環境改善とは	13
4．本書の流れ	15
【ここがポイント】	18
レッスン2　体制（人）づくり	19
1．はじめに	19
2．タスクチームの構成人員	19
3．目標の設定と計画立案	20

4．取り上げる課題	*22*
【ここがポイント】	*23*

レッスン3　システム（制度）づくり　　*25*

1．はじめに	*25*
2．職場復帰制度の整備	*25*
3．マニュアルの整備	*27*
4．そのほかの体制整備：相談体制の整備	*30*
【ここがポイント】	*30*

レッスン4　看護師のメンタルヘルス研修　　*32*

1．はじめに	*32*
2．師長・主任研修	*32*
3．一般看護師向け研修	*35*
――新人看護師のために	*38*
【ここがポイント】	*41*

レッスン5　ストレス調査の導入　　　　　　　　　43

　1．はじめに　　　　　　　　　　　　　　　　43

　2．ストレス調査の大まかな分類と意義　　　　43

　3．実　施　　　　　　　　　　　　　　　　　44

　4．事後の措置　　　　　　　　　　　　　　　46

　【ここがポイント】　　　　　　　　　　　　　48

レッスン6　職場環境改善　　　　　　　　　　　49

　1．はじめに　　　　　　　　　　　　　　　　49

　2．職場環境改善の進め方　　　　　　　　　　49

　　──① チームをつくる　　　　　　　　　　49

　　──② 活動に向けた研修　　　　　　　　　51

　　──③ 職場の現状把握　　　　　　　　　　52

　　──④ リスクのアセスメントと改善項目の　54
　　　　　リストアップ

──⑤ グループワークのやり方の一例　　　55

　　　──⑥ 計画的な職場の改善　　　59

　　　──⑦ 評価　　　59

3．改善の実例　　　62

4．成功させるためのヒント　　　69

　　　──① 成功を信じる　　　69

　　　──② 準備ができているところからはじめる　　　69

　　　──③ 成果発表会を取り入れ好事例の　　　70
　　　　　　水平展開を図る

5．チャレンジしてみませんか　　　70

　　　──① 仕事の能率・身体的負荷改善　　　70

　　　──② 労働時間・勤務時間　　　70

　　　──③ 職場内外コミュニケーションの促進　　　71

【ここがポイント】　　　71

あとがき	73

付録ツール1　　　　　　　　　　　　　　　　　　　　77
「仕事のストレス判定図」マニュアル

付録ツール2　　　　　　　　　　　　　　　　　　　　85
職場環境改善のためのヒント集
メンタルヘルスアクションチェックリスト

付録ツール3　　　　　　　　　　　　　　　　　　　　99
「仕事のやりにくさを減らそう！医療従事者のメンタルヘルス
対策に重点を置いた職場改善マニュアル」ツール集

レッスン1　医療現場のメンタルヘルス

1．メンタルヘルスは医療現場における喫緊の課題

医療従事者は様々な産業保健上の危険因子に取り巻かれています。それは医療器具などによる物理的な要因、薬剤などによる化学的な要因、感染症のおそれなどの生物学的な要因、そして心理社会的な要因など多岐にわたっています。そしてそれらは健康リスクとして大きな問題となっています。

特に昨今、医療従事者のメンタルヘルスは喫緊の問題として組織的な対応が求められています。しかし医療が担う使命から、医療安全が優先されがちで、医療現場の産業保健活動は立ち遅れているのが実態です。

医療従事者の健康や安全が損なわれると、良質で安全な医療を提供するというミッションを果たせなくなる可能性があります。良質で安全な医療を提供するためにも、看護師を含む医療従事者が心身ともに健康であることが求められています。

２．意外と多い医療従事者のメンタルヘルス不調

医療職は、一般就業者に比べて不安や抑うつといったメンタルヘルス不調の頻度や自殺率が高いことが知られています。

看護師に関して言えば、メンタルヘルス上の理由で連続１カ月以上休職した看護師の割合は0.8％（20代に限れば1.0％）であり、労働者全体の割合0.3％の倍以上となっています（日本看護協会2011年病院看護実態調査）。

そして看護師の離職率は常勤で10.8％、新卒で7.5％と高い水準（日本看護協会2015年病院看護実態調査結果速報）となっています。

すなわち、医療従事者だからといって、精神的・身体的な病にならないということはなく、自己管理ができているわけでもないことが明らかになっています。あたりまえのようですが、医療従事者も、疲れがあること、感情をもった人間であることを認識しておく必要があります。とくに看護師では、仕事のストレスが、燃え尽き症候群や離職のリスクファクターであることがよく観察されており、管理上の

表　看護師のストレス要因（例）

- 仕事量、時間的切迫・長時間労働、中断の多さ

- マンパワー不足

- 夜間当直・交替勤務・不規則な勤務時間、仕事と家庭のバランス

- 重責（人命）、患者の死、事故

- 感染・暴力のおそれ、自殺企図者など特定の患者のケア

- 対人関係；医療チーム内、患者・家族との関係

- 患者からの過剰な期待、訴訟のおそれ

- 新しいテクノロジーへの対応

- 身体的就業環境

- 役割のあいまいさ、低報酬

- 事務的な仕事のために、十分な患者ケアができない

大きな課題となっています。

　2014年には医療法が改正され、医療従事者の勤務環境を改善するべき旨が記され、改善に向けた努力が各病院で行われています。しかしまだ具体的に何をどうすればいいかわからない方も多くいることでしょう。この本では、職場環境の改善についても詳しく扱っていきます。

3．看護師長や主任の役割

看護師長や主任などは、産業保健上「管理監督者」と位置づけられます。その管理監督者は、「事業者」（病院で言えば病院長や理事長など）の安全配慮義務を代行して行うものと位置づけられています。そのため、看護師長や主任は職場のメンタルヘルスにおける役割として、部下に対する**相談対応**と**職場環境の改善**が求められているのです。

——相談対応とは

相談対応とは、部下へのサポート——話を聴くこと、情報を提供すること、必要があれば助言——と、産

業保健スタッフや事業場外の専門家に相談することからなり、治療的な関わりとは異なります。

　医療従事者の性(さが)として、病める対象をできるだけケアしたいという気持ちを持っておられるかもしれません。一方で、専門家だけにメンタルヘルスの難しさをよく知っていてで、何をどこまでやればいいのかわからなくて困っておられるかもしれません。いくら医療従事者とはいえ、日々多くの患者のケアにあたっておられる看護師長や主任に、部下のメンタルヘルスケアのすべてが任されるわけではありません。

　看護師の立場からは、心身の不調時に相談をすることが役割ですが、管理監督者の立場では、部下の不調について話を聴き、不調の原因が十分了解できないときは、産業保健職や専門家に紹介をすることが求められています。

　自分の不調に気付いた部下が自主的に相談に来てもらえるのが望ましいですが、自分で自分の不調に気がつかない場合や、気付いたとしても自ら相談に来ない場合も往々にしてあります。看護師長や主任

が、普段と異なる部下の様子に気をつけて、声をかけることが求められています。部下の不調に気付くヒントは、いつもできていたパフォーマンスの低下と行動面の異常です（表参照）。

表　メンタルヘルス不調発見のヒント

パフォーマンスの低下	生活や行動の変化
・インシデント報告が続く ・業務を遂行するのに時間がかかるようになる ・時間外労働が増えている	・表情が暗い ・反応や行動が遅い ・休みや遅刻が多くなる

　声かけのタイミングですが、どの病気でも仕事の能率低下やミスが現れますので、これをサインとして気づくようにするとよいでしょう。作業能率の低下に気づいた時点で必ず声をかけ、話を聴きます。態度の変化、作業能率の低下があった後の「変な休み方」は見逃してはいけないサインです。日常業務の管理のなかでも、部下の不調に気がつくことは可能です。たとえば、部

下が遅くまで残って仕事をしているような状況が続いているときには、その理由を確認しましょう。「いつもとちがう」がキーワードです。

　話の聴き方にも、いくつか基本があります。話を聴く場所は、邪魔の入らない静かな場所を選びます。聴取の内容は、「なぜそういうことがおきているか」の情報収集が目的です。相手の発言を促して、話を聴くようにします。カウンセリングをする必要はありませんし、病気の診断ができる必要もありません。仕事の話中心だと命令口調になりがちですから、相手を心配していることを話題の中心にしましょう。状況がはっきりするまでは激励はしないようにします。

　話を聴いた後のアクションは二つあります。部下の不調の状況が十分に理解できるものであれば、様子を見ても良いでしょう。本人の様子が心配で職場で問題がある場合（ひどく悩んでいて不眠などの症状があるなど）は、専門家への受診や産業保健スタッフへの相談を勧めます。

　産業保健スタッフとの連携にもコツがあります。

本人が行かない場合は、管理監督者が産業保健スタッフに相談することもできます。「病院としては行ってもらいたいけれど、貴方が行かないのなら私が代わりに行くよ」などと伝えます。産業保健スタッフに相談する際は、どういうことが心配で、産業保健スタッフに何を期待しているか明確にしておくと良いでしょう。

プライバシーにも配慮します。個人的な情報（家庭の事情、病名等）は、本人の了解を得てから他の者に伝えるのが原則です。しかし、「本人の状態が心配」な場面では、プライバシーよりも安全配慮義務が優先し、本人の同意がなくても、産業保健スタッフ（あるいは人事・労務担当者）や家族に連絡することができます（判例から）。健康情報の取り扱いに関して病院での取り決めを作っておくとよいでしょう。

——職場環境改善とは

もう一つの役割が、職場環境改善です。管理監督者は、日常の職場管理等によって把握した職場環境等の具体的問題点の改善を図ることが求められていま

す。

　職場環境改善には、作業環境、仕事のやり方、職場組織などを改善してストレスを減らすことと、個別の部下の労務管理を通じてストレスを予防することなどが含まれます。

　職場環境等の改善には、「管理監督者が日常の業務管理でストレスのサインに気づいて業務を改善する」、「産業保健スタッフがストレス調査や健康診断の結果から職場診断を行い、これに基づいて改善を進める」等のやり方がありますが、最近は労働者自らが参画する職場環境改善が注目を集めています。これは看護師にとても向いている活動のように思われます。

　この本では、看護師のメンタルヘルス対策において、看護師長や主任に求められる役割を中心に、予防的視点から解説します。組織的に看護師のメンタルヘルスを推進する主体として、師長や主任に機能していただきたい、というのがこの本の趣旨になります。

4．本書の流れ

この本は6つのレッスンで構成されています。各レッスンは、基本的なメンタルヘルス対策のうち、師長や主任が関わることができる予防的な活動をリストアップしたものです。順番に進めていただくことを念頭に置いていますが、取り掛かりやすいところから始めて、少しずつ改善していくと実効性が上がり、お勧めです。

——レッスン2　体制（人）づくり

師長を中心メンバーとするメンタルヘルス対策タスクチームを組むことをお勧めします。看護師のメンタルヘルスの課題は、看護師が一番よく知っています。皆さんの病院における看護師のメンタルヘルスの課題は何か、どういう活動が求められていて、どのような資源が必要なのか、を検討する場を作ります。そしてそのような活動は、病院の（安全）衛生委員会の活動の中に組み込まれることが望まれます。

——レッスン3　システム（制度）づくり

産業保健スタッフ、人事・労務と協力して、制度面の整備に関わりましょう。試し出勤制度など、復職に有用と思われる制度設計について建設的に関われるとよいでしょう。就業規則に手は出せなくても、たとえば、復職支援においてステップ別に師長がどのように関わるかなど、看護師用にカスタマイズすることは可能です。

——レッスン4　メンタルヘルス研修

看護師のメンタルヘルス研修を企画しましょう。キャリアや任されている役割別にストレスの要因が異なりますので、それらに合わせた研修の内容があります。専門的な事項については、院内外の専門家の助けを借りてもよいと思います。

——レッスン5　ストレス調査の導入

ストレス調査は、個人のストレス対策にも職場の環境改善にも有用な手段となります。ストレス調査の目的を理解して、ニーズに合わせて活用しましょ

う。これは、2014年の労働安全衛生法の改正により、2015年度から労働者が常時50名以上の全事業場に義務付けられることになったストレスチェックにも当てはまることです。

──レッスン６　職場環境改善

メンタルヘルス対策というと、職場の人間関係や個人のストレス対処方法等に注意が向きがちですが、より根本的な、予防対策としての働きやすい職場環境づくりが、取り上げられるようになってきています。

　ストレスの軽減を目指し、さらには医療の質向上につながる職場環境改善にあたっては、現場の労働者が自主的に取り組むことが大切です。特に、多領域に目配りし、すぐに出来る対策に重点を置いて、グループワークで話し合い、協力しあって実施する活動が効果的であると指摘されています。

【ここがポイント】

職員の健康は病院の資産です。師長や主任は、看護師のメンタルヘルスを衛(まも)る文化を醸成(じょうせい)し、システムを構築する柱となりましょう。

　師長や主任の役割を明確にしましょう。部下への相談対応と職場環境改善は管理監督者に求められているメンタルヘルス支援です。

＜参考文献＞

2011年病院看護実態調査結果速報. 日本看護協会. 2012.
http://www.nurse.or.jp/up_pdf/20120806122153_f.pdf

2015年病院看護実態調査結果速報. 日本看護協会. 2016.
http://www.nurse.or.jp/up_pdf/20160418114351_f.pdf

労働者の心の健康の保持増進のための指針. 厚生労働省.
　平成18年3月31日 健康保持増進のための指針公示第3号.
　改正 平成27年11月30日 健康保持増進のための指針公示第6号.
http://wwwhourei.mhlw.go.jp/hourei/doc/kouji/K151130K0020.pdf

レッスン2　体制（人）づくり

1．はじめに
メンタルヘルス対策を開始するにあたって、看護師長を中心メンバーとするメンタルヘルス対策タスクチームを組むことをお勧めします。看護師のメンタルヘルスの課題は、看護師が一番よく知っています。所属されている病院における看護師のメンタルヘルスの課題は何か、どういう活動が求められていて、どのような資源が必要なのか、検討の場を作ります。このような活動は、最終的には、病院の（安全）衛生委員会の中に組み込まれることが望まれます。

2．タスクチームの構成人員
病院の規模等によって差があると思いますが、看護部長、師長・主任、産業医（産業保健スタッフ）、心理専門職、職員の健康管理をつかさどる事務で構成できるとベストです。師長・主任は、メンタルヘルス担当がいればその人を入れて、全員でなくてかまいません。

正式なメンバーでなくても、院内に精神科や心療内科の専門家がおられたら、協力を得るようにしましょう（巻き込みましょう）。必ずしも、治療上の協力でなくてもよいのです。何かあったときの相談相手になってもらったり、ストレス調査やメンタルヘルスの研修をお願いしたりできるようになるととても良いと思います。

　人事・労務との連携は大切です。できればチームに入ってもらって制度上の課題などに一緒に取り組めればベターです。そして、タスクチームの活動は、できるだけ院内の産業保健推進体制の中に組み込んでもらうようにしましょう。（安全）衛生委員会の下に位置づけ、審議事項を報告してお墨付きをもらうようにします。

3．目標の設定と計画立案

まず、基本方針を設定しましょう。その病院の看護部のメンタルヘルスがどうあるのが望ましいのか、行動規範とともに設定します。心の健康づくりの重要性の認識と積極的に取り組む意思表示、予防的対

応・職場環境の改善への意欲、プライバシーに配慮した情報の取扱いの約束、などの事項を盛り込みます。方針は、その組織におけるメンタルヘルスの進むべき方向を示すとともに、迷ったときの行動の指針となる重要なものですので、ぜひ設定しましょう。

つづいて、方針に近づくための長期目標を設定します。メンタルヘルス不調の発生率や長期休業件数の減少、職場復帰の円滑な実施、メンタルヘルス相談利用の定着などが項目例です。

目標を実現するための活動を、中長期（数年）および短期（年間）にわけて計画します。何をいつまでにやるか、誰が責任者になるか（もしくは、誰に頼むか）を、種々の課題を小分けして計画に落とすようにします。

タイムスケジュールは余裕をもって無理なく組みます。計画の実行度合いを目標に照らし合わせて評価します。できなかったことは次年度の計画で埋めるようにしていけば良いわけです。

4．取り上げる課題

産業スタッフと共同できれば、計画の立て方は手伝ってもらうとよいと思います。しかし、内容は看護部主導で決めましょう。キャリアラダー別の研修計画などは看護部で立てていると思いますが、それと同じ要領です。

　タスクチームの検討課題は、研修会や職場環境改善などの活動の企画・実施・評価、復職支援等の役割の取り決め、相談窓口や緊急体制の整備、リエゾンナースのこと、などのようになるでしょうか。復職時の役割などの約束事に関する制度面と、直接の看護師支援となる研修企画などに分けると検討しやすいと思います（レッスン3以降、解説します）。

　最初は、その病院の課題が何なのか、師長・主任の間でブレインストーミングを行ってもよいと思います（タスクチームで企画します！）。やりたいこと（やってもらいたいこと）リストをつくると、何をしなければならなくて、何が必要かわかってきます。

　最初から全部はできませんので、優先順位を検討します。実施しなければその影響が大きいこと、す

ぐにできること、を優先します。ルーチンで毎年行うことと、その年に重点を置いてやることなどを区別して考えてもよいと思います。

【ここがポイント】

理想的なメンバーがそろうとは限りませんが、相談できる仲間を作ってメンタルヘルス対策を進めるインフラを整えましょう。審議事項は、病院の決まりごとになるようにして、人が変わってもできるようにしましょう。

　課題を整理して、優先順位を決めて、計画を立てて進めます。うまく進まなければ修正します。一度にはできないことが多いので、課題は小分けにして実施するようにすると実効性が上がります。師長・主任は計画立案の主体となってください。

＜参考文献＞

細田悦子. 看護部メンタルヘルス対策検討委員会について. 労働の科学. 2011; 66(2): 68-72.

梶木繁之. メンタルヘルス対策の体制と復職のしくみ. 労働の科

学. 2011; 66(2): 87-91.

レッスン3　システム（制度）づくり

1．はじめに

産業保健スタッフ、人事・労務と協力して、制度面の整備をしましょう。試し出勤制度など、職場復帰に有用と思われる制度設計について建設的に関われるとよいでしょう。実情に応じて就業規則を検討されることもあるかもしれませんが、規則内でも、たとえば、復職支援においてステップ別に師長がどのように関わるかなど、看護師用にカスタマイズして運用することは有用です。

2．職場復帰制度の整備

メンタルヘルス不調によって休職した看護師のケアは、どこの病院でも大きな課題です。どんなに予防的な措置を講じても、一定の割合で体調を崩し休職となるケースはあります。復職支援は第3次予防にあたる部分ですが、いったん体調を崩しても十分な療養の後、無理なく職場に復帰できる体制を整えておくことは、看護師が安心して働くことのできる要

素となります。復職支援がうまくできるようになると看護師長や主任の負担は格段と楽になりますし、メンタルヘルス不調を有する看護師との関わり方を学ぶよい機会でもあります。現場でのプライオリティの高い復職支援の構築からシステムを整備するのは理にかなっています。

　「復職前面談」と「定期的なフォローと支援」で復職者のメンタルヘルス不調の再発率を減少させることが可能です。厚生労働省「心の健康問題により休業した労働者の職場復帰支援の手引き」を基に、多くの病院で実情にあった制度設計がなされていると思います（職場復帰制度がない場合は、レッスン２で整備した委員会等を利用して、早急に実現を働きかけましょう）。安心して休養ができる制度は、看護師にやさしい職場の基礎となりますし、看護管理者の仕事が楽になると思います。

　ここで重要なのは看護師向けの運用です。産業保健スタッフや人事・労務と相談して、看護部（師長・主任）が担う役割を明確にします。具体的な決め事は、医師の診断書（休業・復職）や休業届け・復職

願いなどの書類の流れ、病気療養中の連絡の主体を誰にするか、復職面接の手続き、職場復帰後のフォローの仕方などです。療養中の連絡については、看護部長が担当し、「もうそろそろ大丈夫ではないかな」という感触と当該看護師の復職意思が一致していると復職の成功率がよいように思います。配置換えが必要と思われたら、この時点で復職先の病棟等を検討して復職面談に入ると、事がスムーズに運びます。復職後は、師長が中心となって当該看護師をフォローすることになりますが、以下に述べるマニュアルを作っておくと便利です。

3．マニュアルの整備

看護師が中心となって作成できる職場復帰関連のマニュアルに、業務遂行能力評価基準表があります。復職後、一定期間ごとに達成目標を定めて、自己評価とともに師長による他者評価を行い、だいたい目標がクリアできるようだったら次のステージに進む、といった基準を作っておくのです。受け持ち患者の数やケアの複雑さなどについて徐々に難易度を上げ

ていき、最終的には、特別なサポートなく夜勤を任されるところまでいけばゴール、という基準表が一般的です。実際に基準表を作成している病院は、看護師教育のラダーを参考にしたりして、自分たちの病院に合った基準表を作っています。

例えば、実際にある病院で作成し、運用している業務遂行能力評価基準表は以下のようなものです。

指導看護師の指導下で軽症患者3人を受け持つことができるまでをステップ1、軽症患者5〜6人を受け持つことができ、軽症の入院患者を受け持つことが出来るまでをステップ2、受け持ち患者の重症度や人数に制限無く、日勤業務が一人で行えるまでをステップ3、三交替部署では月に6〜8回の夜勤、二交替部署では月に3〜4回の夜勤ができるレベルをステップ4とします。

復職の際は例外なくステップ1から開始し、ひとつずつステップを移行していきます。一定期間ごとに評価日を定め、評価日に本人、病棟師長、産業医、産業保健師の4者面談を行い、ステップ移行を決定することにしています。

加えて、その病院では復職プロセスに入る前に、行動記録表を作成し、運用しています。これは1日に何をしたかを記録し確認するもので、これによって生活の整い方をチェックすることができます。

　また、それぞれの病院で、職場に慣れるための試し出勤用の基準表を作成してもよいと思います。

　いずれにせよ、そのステージで目標を達成する時間的な目安（一つのステージあたり2週間程度）を決めておきます。産業保健スタッフと表を一緒に見ることで、就業制限を解除するか、逆に、（このステージが超えられないようであれば）復職ステップはいったんストップするかといった判断の助けになります。復職後の流れやステージ毎の目標が明確となり、どの部署でも一貫した支援が可能になります。

　もう一つ作っておきたいものが、個人情報の取り扱いに関する指針（プライバシーポリシー）です。プライバシーポリシーには、健康情報は厳格に保護する旨の宣言と、情報の取り扱い方に関する約束事――情報は伝える内容の範囲と必要性を明示し同意を得て授受することや、安全配慮が優先する例外の規

定など——を盛り込みます。プライバシーポリシーは、復職面接の開始時に当該職員に示して同意を得ることが多いですが、専門職だけあって看護師は理解がよく、通常拒否されることはありません。

4．そのほかの体制整備：相談体制の整備

健康管理部門の電話番号（取次ぎ時間帯を含む）やメールアドレスを全員に周知しておきます。メールは面談の予約のみに使い、「相談は面談の上で」と、連絡手段の用途も定めておくと混乱がなくてよいと思います。

　緊急連絡網についても約束事を取り決めておくと安心です。日勤時間帯は院内の健康管理部門、当直時間帯は当直師長から精神神経科・心療内科当直医（例）へのダイレクトコールといった連絡網や後日の報告方法などを含めて取り決めておきます。

【ここがポイント】

看護師バージョンにカスタマイズした運用や内規を設定して、メンタルヘルスのシステムを有効に機能

させましょう。管理監督者としての役割を明確にし、制度を的確に運用するための師長・主任研修を計画しましょう。

<参考文献>

梶木繁之. メンタルヘルス対策の体制と復職のしくみ. 労働の科学. 2011; 66（2）: 87-91.

小竹友子. メンタルヘルスにおける看護師の現状と管理者教育. 労働の科学. 2011; 66（2）: 94-99.

心の健康問題により休業した労働者の職場復帰支援の手引き. 厚生労働省.

http://www.mhlw.go.jp/new-info/kobetu/roudou/gyousei/anzen/dl/101004-1.pdf

（上のURLには、「職場復帰支援に関する情報提供依頼書」「職場復帰支援に関する面談記録票」「職場復帰に関する意見書」「職場復帰及び就業上の配慮に関する情報提供書」「私傷病による職員の休業及び復職に関する規程」の様式もあります）

レッスン4 看護師のメンタルヘルス研修

1. はじめに

看護師のメンタルヘルス研修を企画しましょう。研修内容は十分に練って、見通しを持ってはじめましょう。キャリアや任されている役割別にストレス要因が異なりますので、それらに合わせた研修の内容があります。専門的な事項は、院内外の専門家の助けを借りてもよいと思います。何回かに分けて研修することも勧められています。たいせつなことは、研修したことが身になることです。単発の研修でメンタルヘルスの知識を増やすだけでは意味がありません。各人の役割を認識して、有効に「機能」できるようになることが重要です。

2. 師長・主任研修

厚生労働省「労働者の心の健康の保持増進のための指針」では、管理監督者が学ぶべき知識として11項目が挙げられています。これらは、管理監督者が、その役割（部下に対する相談対応と職場環境改善）を果

たすにあたって、必要な事項です。

管理監督者が学ぶべき11の知識

① メンタルヘルスケアに関する事業場の方針
② 職場でメンタルヘルスケアを行う意義
③ ストレス及びメンタルヘルスケアに関する基礎知識
④ 管理監督者の役割及び心の健康問題に対する正しい態度
⑤ 職場環境等の評価及び改善の方法
⑥ 労働者からの相談対応（話の聴き方、情報提供及び助言の方法等）
⑦ 心の健康問題により休業した者の職場復帰への支援の方法
⑧ 事業場内産業保健スタッフ等との連携及びこれを通じた事業場外資源との連携の方法
⑨ セルフケアの方法
⑩ 事業場内の相談先及び事業場外資源に関する情報
⑪ 健康情報を含む労働者の個人情報の保護等

（厚生労働省「労働者の心の健康の保持増進のための指針」より）

―――ステップ1

管理監督者の役割と体制（システム）の理解

これまでに構築した体制としくみにしたがって、管理監督者にどのような役割があるのか理解してもら

うようにします。

──ステップ2
具体的な相談対応の仕方

専門職なので、相談者のケアに入っていきがちですが、担当者（役割）としての対応が求められます。もちろん、サポーティブな対応は必要ですが、治療に関しては主治医が、就業上の措置などに関する助言については、管理監督者の意見を聞いて産業保健職が役割として担うのが一般です。師長・主任としては、部下のパフォーマンス──「求められている仕事ができているか」──を把握し、ミスや欠勤が増えるなどの「いつもとちがう」様子があれば声をかけ、メンタルヘルス不調によるものが疑われたら（もしくは、不調の理由が了解できなければ）産業保健職につなぐようにします。

―― ステップ３
職場環境改善

看護師はグループワークによる課題の掘り起こしなどが上手です。所属する病院で解決すべき課題をリストアップして共有する作業をしてもよいでしょう。その際、ぜひ、課題を指摘するだけではなく、その課題を解決するにはどうしたらよいかを考える解決型のワークにしましょう。①課題抽出のグループワーク、②専門家の講演や指導、③課題解決の計画作りといった３部構成のプランを立てるのもよいと思います。

３．一般看護師向け研修

看護師（一般職）のメンタルヘルス研修は、ストレスへの気づきと上手なストレス対処法（主に自発的な相談）ができるようになることが、主目的になります。

　新人看護師に限らず、看護師に求められるメンタルヘルス対策に係る役割は、ストレスへの気づきと対処です。

幸い医療従事者は、心身の異常や症状についてはよく勉強しています。しかし、彼らにとっての問題は、心身の異常が自分の身に起こったときに、否定してしまうことと言われます。ゆううつ感やおっくう感といった心理的、精神的な症状だけでなく、さまざまな身体的症状も、メンタルヘルス不調の影響で顕在化することも認識しておく必要があります。

ストレスやメンタルヘルスに関する正しい知識をベースに、セルフケアの重要性を伝えます。とくに、医療従事者が陥りがちな「自分の健康のことは、自分で対処できる、もしくは、しなければならない」式の考え方にならないよう、留意してもらいます。自身や同僚の不調に気づくヒントなどを認識してもらうことは有用です。

病院で行われているストレス調査の機会があれば、そのような機会を利用して自分を振り返ることを勧めます。レッスン5で解説しますが、ストレスに関する調査などを導入する際は、その意義や結果の取り扱いについて、研修の機会を用いて繰り返し説明しておくようにします。研修を継続することで、組

織として成熟していくことが期待されます。進んでいるところでは、個人のストレス調査に関する理解が進み、メンタルヘルスの不調について、産業保健職とフランクに相談できるようになっている例もあります。

あわせて、病院で取られている相談体制や相談先の情報も伝えるようにしましょう。リラクセーション法などは、看護師だけではできなくても、院内の専門家などに研修をしてもらうのもよいでしょう。

メンタルヘルスにおける対処は、イコール相談と置き換えられます。先述したように、必ずしも自己管理ができるとは限りません。休養や気分転換でリフレッシュできない心身の不調時は、相談をしましょう。そして、体調を元に戻して、患者のケアにあたりましょう。

また、適度な運動、休養（睡眠）、バランスの取れた食事（栄養）など、好ましい健康行動には抗ストレス効果があり、うつ病などのリスク低下につながることが示されています。健康教育・衛生教育の中で取り入れることが推奨されます。

——新人看護師のために

新人看護師に対する教育・研修は、ストレスへの気づきを促し、適切な対処行動(相談)を取れるようにすることを目標にします。研修のポイントとして、医療従事者であれ、人間であり、メンタルヘルス不調を起こしうること(むしろ多いこと)は、伝えておくべき事実です。そのうえで、管理側はそのようなリスクを認識しているということを伝え、不調を感じたら相談を勧めるようにします。看護師のセルフケア能力を向上させるためには、ストレスに対する気づきと意識づくりを目指した情報提供とともに、ストレス調査の機会を提供することを組み合わせても良いでしょう。

次に、ライフスタイルの指導やストレス対処方法の研修等が挙げられます。先にも触れましたが、運動、睡眠、栄養等、好ましい保健行動はストレス耐性を高めることが明らかになってきています。リラクセーション法等のストレス対処に関する研修等は、専門家に依頼するのもよいでしょう。研修機会を利用して、精神的問題について正しい知識の習得を促

し、病院内の制度や職位に応じた事業場内での役割、不調を感じた際の相談窓口を伝えるようにします。

　研修のタイミングにも基本があります。多くの病院で入職時のオリエンテーションがなされていますが、この折に新人看護師が陥りやすいリスクと相談先について、情報を与えておくことは有用です。また、働き始めて一月ほどで、ストレス調査の得点が急に増悪(ぞうあく)することが示されており、仕事に直面して引き起こされた反応と考えられています。この折に、時間を取ることも有効だと思われます。

　新人看護師の臨床実践能力と医療現場が期待する実践能力とは大きく乖離(かいり)していると言われます。たとえば、学生実習では同時に複数の患者を受け持ち看護することを経験していませんし、臨床では患者の状態や医師の指示でタイムリーに仕事をすることを求められ、自分で仕事の量を調整できないことが一般的です。新人看護師には、以上のような学生実習と現実の仕事のギャップが、リアリティ・ショックとなり、無力感を引き起こすとされています。さらに、未熟な看護技術のために、自尊心が低下して

いることも、メンタルヘルス不調のリスクを増悪させます。

卒後1年目は職場適応、2年目は仕事量や業務負担、3年目はプリセプターの役割など、求められる役割やストレス要因が異なってくるので、キャリアにあわせた研修ができるとよいでしょう。とくに、卒後間もない看護師は、先に述べたように学生時代の実習と実際の仕事のギャップに悩むこと（リアリティショック）がよく指摘されているので、入職直後に関連の研修をして、予防線を張る工夫もよく行われています。

研修内容の企画は、師長・主任の皆さんが一番知りたいこと、困っていることからはじめるのも一つです。アンケート調査に基づき看護部全体のメンタルヘルスの傾向を整理しながら行ってもよいでしょう。病院の課題を検討することで、メンタルヘルスに対する意識の向上が図られるとともに、ニーズを基にした対策や研修の順序を決めていけます。

新人看護師は、病院の中でもっともメンタルヘルス不調に陥るリスクの高いグループです。早い段階

に、彼らが高リスクであることと、相談の体制をとっていることを研修などで伝えるようにしましょう。自分からは、なかなか相談しにくいものなので、できるはずのことができなくなったり、行動や態度面の変化があれば、声をかけて話を聴くようにしましょう。

【ここがポイント】

キャリアにあわせた研修を継続することが重要です。看護部全体の教育・研修の計画に組み込む形で実施するようにするとよいでしょう。最初から欲張らずに、優先度の高いと思われる対象、項目を絞って行っていくのがコツです。グループワーク等を取り入れて、参加型の研修を構築しましょう。

＜参考文献＞

萩原由美. 看護師のメンタルヘルスサポートへの取り組み. 医療. 2013; 67 (1): 25-30.

長野裕子. 看護師のメンタルヘルス教育と支援.労働の科学. 2011; 66: 73-76.

労働者の心の健康の保持増進のための指針. 厚生労働省.

平成18年3月31日 健康保持増進のための指針公示第3号.

改正 平成27年11月30日 健康保持増進のための指針公示第6号.

http://wwwhourei.mhlw.go.jp/hourei/doc/kouji/K151130K0020.pdf

レッスン5　ストレス調査の導入

1．はじめに
ストレスに関する調査は、個人のストレス対策にも職場の環境改善にも有用な手段となります。ストレスに関する調査の目的を明確にして、ニーズに合わせて活用しましょう。これは、2014年の労働安全衛生法の改正により、2015年度から労働者が常時50名以上の全事業場に義務付けられることになったストレスチェックにも言えることです。

2．ストレス調査の大まかな分類と意義
メンタルヘルス予防のためのストレス調査には、個人向けの対策と職場向けの対策の大きく2つの用途に分けることができます。

　個人向けのものは、ストレスに対する職員の気づきを促すもので、メンタルヘルス不調のスクリーニングなどを目的とするものです。今回のレッスンではこちらを扱いたいと思います。

　職場向けのストレス調査は、職場・組織を改善す

るためのリスク評価と改善の効果判定に加えて、職場ストレスの実態把握、サーベイランスやモニタリング（ストレス状況の推移の監視）、ハイリスク職場の同定やその要因の調査などを目的としたものです。これについては次回、職場環境改善の方法と合わせて解説します。

　職員や職場のストレスを正確に把握することは、職場のメンタルヘルス対策の第一歩となります。定期的なストレス調査は、自身の負担や不調を振り返るのに有効です。看護師の場合、キャリアによって、ストレスの程度や質に（季節的な）変動があることが示唆されていて、ケアのタイミングを計ることができます。スクリーニングにせよ、職場・組織改善にせよ、調査結果に基づく対策（事後措置）が伴って初めて意義があるものです。

3．実　施

ストレス調査の実施前の手続きとして、ストレス調査の目的を明確にして職場内で周知することが大切です。調査結果を基に、何をするのか、結果をどの

ように扱うのか、メンタルヘルス対策タスクチームや（安全）衛生委員会で十分に議論をし、職員にも説明をした上で開始するようにしましょう。

　調査票の選択や具体的な使い方については、どのように使用したいかを明確にした上で、院内の専門家に相談して決めるとよいでしょう。スクリーニングを目的とした個人のストレス調査の場合、主に精神的健康度や抑うつ症状の程度を測定するGHQやCES-Dといった調査票は使用しやすいように思われます。

　いつ実施するとよいか、どのような間隔で実施するとよいか、といった事項に関するエビデンスはありません。産業保健スタッフと協力して、健康診断の折に行うのはやりやすいかもしれません。新人のメンタルヘルス予防のため、入職1ヶ月を目安に、ストレスコーピングなどの研修とセットで全体のケアをすることも勧められます。

4．事後の措置

理想的には、ストレス調査を受けた本人が、自身のストレス過多の状況に気づき、適切なコーピング行動を取れること——リラクセーションを図る、休息をとる、上司（師長）や産業保健職に相談をする——ができるようになることだと思いますが、一朝一夕で成り立つものではありません。組織の成熟の度合いに応じて、ストレス調査の質と運用を向上させていくのが実際的です。

ストレス調査の導入時には、その結果が人事考課に影響するのではないかといった抵抗感が見られるかもしれません。最初は本人だけに結果を返し、相談先を示すのみ、データは集団としてしか扱わない、といったところから始めても構わないと思います。

次は、ストレス調査の結果に基づいた面談等を組み入れる段階です。面談等は産業保健職や心理職の役割となると思いますが、院内の臨床家の協力も得られるかもしれません。ハイリスクのグループのみを対象とするのは効率的ですが、導入の初期は、希望者のみとしたり、全員または無作為の呼び出しで

状況を聞いたり、師長への報告は本人の任意にしたりと、ストレス調査の結果の取り扱い方に対する抵抗感をなくすように工夫しているところもあります。もちろん、本人の様子が本当に心配な場合は、同意をとって、専門家への紹介や師長への報告をします。

　最終段階として、個人のストレス調査の結果を師長に伝えて、職員の安全配慮に役立てるようにすることも模索されるかもしれません。しかし、重要なポイントは、各個人がストレス調査の意義を正確に把握し、結果に基づいて適切な対応が取れるか、という点にあります。

　個人に対応を任せるにせよ、師長が介入するにせよ、レッスン３のシステム（制度）づくりで解説したストレス対策のためのインフラ整備、つまり、院内外の相談先やその要員の確保、紹介先専門機関等の確保や提示などが重要だということがお分かりになると思います。

【ここがポイント】

ストレスに関する調査を導入する際は、何のために行うのか、その意義や結果の取り扱いについて明らかにするようにして、各々きちんと説明をして調査をします。最初は抵抗があるかもしれませんが、研修などを組み入れて予防的な意義が浸透するにつれて有効に機能するようになると思います。ストレス調査の取り扱い方について、毎年約束事を確認しながら、そろそろもう少しオープンに運用しましょうか、などと進めている病院もあります。

＜参考文献＞

真船浩介. 新人看護師を対象としたストレス調査と対応. 労働の科学. 2011; 66: 82-86.

堤 明純. 職場のストレスチェック. 心療内科. 2007;11(6): 404-415.

レッスン6　職場環境改善

1．はじめに
職場環境改善は、ストレスの元を断つ一次予防的方策として注目されています。その基本は「仕事のやりにくさ」を見つけて、それを取り除くことです。この職場環境改善に関しては、看護師が参加しながらの改善事例が多く寄せられています。医療現場での職場環境改善には、職場のストレスを診断する簡便なツール（仕事のストレス判定図）や、職場環境の改善項目をリストアップするのに参考になるアクションチェックリストなどのツール（職場改善のためのヒント集）が実際に活用されています。

2．職場環境改善の進め方
──① チームをつくる

病院スタッフが主体となって行う職場環境改善活動を円滑に進めていくために、ファシリテータと改善委員からなる職場改善活動グループを立ち上げるとよいと思われます。

ファシリテータの役割は、

(1) 院内での改善活動のねらいと位置づけを明確にする
(2) ストレス調査などを活用した職場の現状把握を行い、結果を各部署にフィードバックする
(3) グループワークや報告会を開催し、まとめをする
(4) 改善委員の積極的な活動を支援すること

などで、産業保健職の力も借りて、院内の職場環境改善を進める推進役になります。

改善委員の役割は、実際に改善活動を行うことで

(1) グループワークで改善案をあげる
(2) 改善活動をリードする
(3) 活動結果をまとめ、報告会で発表すること

などがあります。また、それには、調査結果を一緒に考える、改善提案を出すのをサポートする、などの活動も含まれます。

ファシリテータは、対象とする部署につき1人〜

2人、改善委員は対象部署から5人〜6人を選任します。ファシリテータは、活動全体を取り仕切り改善委員の活動を支援する中心的な存在です。色々な視点を加えるために、院内から多様なスタッフが入ることが好ましいと思われます。師長や主任は職場横断的に、スタッフは各病棟から1人から2人が出せるとよいでしょう。特に病棟などを対象とした活動では、看護師長などが参画できるとよいでしょう。

既存の組織としては（安全）衛生委員会があり、定期的な報告会の場として活用できます。産業保健スタッフは、アドバイザーとして関わっていく方法も考えられます。

尚、経営層の理解は、円滑な活動のために必要です。経営層が対策の重要性を認識し、問題意識やモチベーションを持つことで実り多い活動に結びつきやすくなります。

――② **活動に向けた研修**

職場環境改善はそれなりの負担を伴います。職場環境改善で、どのようなことを狙いとしているのか、

活動の意義や方針は何かを、研修を活用して十分に説明するようにします。

「仕事のストレス判定図」や「職場改善のためのヒント集」などツール類の使い方を知っておくと役に立ちます。「仕事のストレス判定図」と「職場改善のためのヒント集」は付録として巻末に収録しましたので、是非活用してみてください。

──③ 職場の現状把握

改善の指標として、まず職場環境等の評価を行います。職場環境改善を行うためには、この段階の評価が大切で、この評価を基に改善案を立てていくことになります。師長や主任による日常的な観察や職場巡視、看護師からの意見聴取等によって、その職場に特異的なストレス要因（ストレスの元）をリストアップします。ストレスといっても、心理的な要因ばかりではありません。身体的な負担も重要な要因です。

「仕事のストレス判定図」等をはじめとするツールは、対話のきっかけとして有用です。ストレス調

査で、職場における仕事上のストレス要因が労働者の健康にどの程度影響を与えているかを「見える化」してくれます。

スタッフ全員に、職業性ストレス簡易調査票による質問項目（12問）に回答してもらい、その回答から4つの平均点を計算して、「ストレス判定図」に当てはめます。仕事のストレス要因の主要な要素（仕事の量的負担、仕事の自由度、職場の支援）を軸としたグラフ上に、職場の平均値をプロットし、目に見えないストレスを視覚化して対策の指針としようとするものです。

仕事のストレス判定図の結果は、あくまでも改善活動のきっかけを提供する目安であって、数値が万全なわけではありません。また、医療従事者は、概してストレスの値が高く出ると言われています。

スタッフが感じているストレスを知り、その改善に繋がる対策を行うという視点も大切です。自由記入アンケートで、スタッフからの意見を集めても良いでしょう。

——④ リスクのアセスメントと改善項目のリストアップ

ストレス調査の結果を基に、その職場の問題点を把握し、グループワークなどを行って、改善項目の抽出と優先順位を決定します。改善項目抽出の原則は、低コストですぐできるコトです。

　改善活動が実行されていくためには、できるだけ具体化された改善項目が挙げられる必要があります。仕事のストレス判定図等の結果をもとに、何が自分たちの仕事を忙しくしているのか、自分たちの思うように仕事ができないのはどういう理由からか、といった点についてできるだけ具体的な改善点を挙げてゆきます。

　この作業には「職場改善のためのヒント集」などが役立ちます。課題や改善項目の抽出に、①で挙げたチームでの活動を利用している病院もあります。実際に働いている現場について意見を出し合うと、ほんとに多くの意見が上がってきます。

⑤ グループワークのやり方の一例

グループワークのやり方の一例を、平成17年度〜19年度厚生労働科学研究費補助金労働安全衛生総合研究事業の成果物「仕事のやりにくさを減らそう！医療従事者のメンタルヘルス対策に重点を置いた職場改善マニュアル」(分担研究者：堤 明純) から紹介します。

改善活動が実行されていくためには、出来るだけ具体化された改善項目が挙げられる必要があります。この作業を、メンバーによるグループワークで行います。グループワークの流れを図に示します。

改善計画立案のためのグループワークの流れ

職場改善の概要把握	
グループ討議の説明　　グループ編成	20分
職場の概要についての意見交換	15分
チェックリストを使った改善点のリストアップ	30分
グループ討議のまとめ	グループ数 ×10〜15分
全体討議	20分
改善計画の作成	

i．グループ討議の説明（20分）

ファシリテータが、グループ討議の目的、進め方、時間配分について説明します。職場環境の現状について、仕事のストレス判定図、自由記入アンケートの結果を説明します。

ⅱ．職場の概要の意見交換（15分）

部署ごとのグループに分かれ、調査結果をもとに、自分たちの職場の魅力はどこにあるか、逆に、何が自分たちの仕事を忙しくしているのか、自分たちの思うように仕事が出来ないのはどういう理由からか、といった点について意見交換します。

ⅲ．改善策の立案（30分）

快適で働きやすい職場作りに役立っている点と、快適で働きやすい職場作りのためにこれから改善したい点を具体的に上げていきます。

　最初から、改善策を思いつくとは限りません。改善策を立案するためのツールとして、「安心・安全で快適な職場改善チェックリスト（病院職場編）」があります。これは、医療機関での実際の活用経験を基に、主に医療従事者の職場環境作りを支援するツールとして、新たに使いやすく編集されたものです。職場環境改善プログラムを通じて実施された、良好改善事例が整理されています。効果的な改善策としてまとめられており、どの項目も現場で実際に取り

上げられやすいものです。グループワークでは、チェックリストのフレーズを参考にしながら、自分の職場で取り組む具体的な改善点を提案できます。自分の職場での該当項目の優先順位をチェックする欄も設けられています。

ⅳ．グループ討議のまとめ（10分）

グループで討議のまとめとして、既に行われている良い改善事例を3つまで選びます。また、今後取り上げるべき改善項目を3つまで選びます。まとめには、巻末ツール集の「グループ討議まとめシート」を使うことが出来ます。

ⅴ．全体討議（グループ数×10～15分）

グループごとに討議内容を発表し、その後全体討議を行って、ファシリテータや産業保健スタッフのコメントや助言を得ながら、具体的な改善提案に向けて絞り込みます。

vi．改善計画の作成（30分）

リストアップされた改善点に対する対策を検討し、改善の優先順位をつけ、実行責任者や実行完了期日等を定めた実施計画をたてます。

——⑥ 計画的な職場の改善

対策の実施に移ります。看護師からの意見等に基づいて適宜計画の見直しを行います。定期的な職場環境改善活動報告会等を企画して活動のペースメーカーとするのもお勧めです。

　だらだら続けずに、短期間でさっとやってしまうのがよいでしょう。実施時期は、病棟の状況に応じて変更しても構いません。

——⑦ 評価

対策後に再度ストレス調査を行い、対策の効果を評価し、次回の活動計画へつなげていきます。

　計画したことが実施できたかどうかや、「やってよかったか」という職員の意見も、次回以降の活動の参考になります。活動前後（ビフォー・アフタ

一）の写真を撮っておくのもお勧めです。

　以上のようなプロセスを、年に1回、短期間でよいので、定期的に実施できるとよいでしょう。細かくても改善可能な項目をひとつずつ設定しクリアしていくことが成功のコツです。そのために、変えられるものと変えられないものを意識し、低コストでできる、なるべく具体的な改善提案を出していくようにします。実際の職場ではすでに好ましい対策が進められていることがあるので、そのような活動はぜひ続けて行うようにします。

図　ストレス調査を用いた職場環境改善活動（参加型）

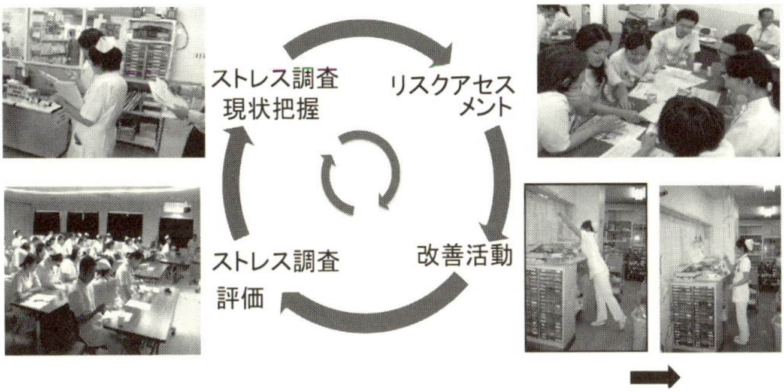

図の解説

左上：毎年１回ストレス調査・職場巡視で課題の把握

右上：データをもとに、自分たちの職場で改善できることはないかグループワーク

右下：改善活動

左下：発表会で成果を発表し、好事例は水平展開

3．改善の実例

職場改善の実例を、厚生労働科学研究費成果物「仕事のやりにくさを減らそう！医療従事者のメンタルヘルス対策に重点を置いた職場改善マニュアル」（分担研究者：堤 明純）から紹介します。

——現場の声

（実例1）
楽しく盛り上がりながら

ある外科系混合病棟では、改善委員が指揮を取り、スタッフを盛り上げる形で進められました。活動の一つとして、誕生日のサプライズイベントがあります。対象のスタッフに気付かれないよう「リサーチ」をして、プレゼントを選ぶことが大変だったようですが、スタッフ全員に笑顔が見られ、企画は大成功でした。他にも、患者用トイレを快適な環境に作り変えました。最初は、患者さんにデコレーションを崩され、落ち込みましたが、それもコミュニケーションと考え、めげずに作り変えることで、温かい雰囲気のトイレが出来上がりました。

作業台を高くし、腰の負担を軽減

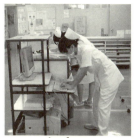
before

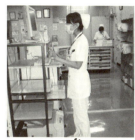
after

（実例２）
話し合いを繰り返して改善が進んだ事例

大所帯の外来では当初、改善活動に対する不平・不満の声があがりました。それでも、全員が納得の出来る改善を求めて、何度も話し合いを繰り返すことで、いつのまにか改善運動への意欲が高まり、たくさんの意見や協力が集まるようになりました。今まで当たり前だったから我慢しなければではなく、まずやってみようということになりました。休憩室の整理整頓をし、家具の配置換えを行いました。また、伝達書類を、ホワイトボード一箇所にまとめ、最重要書類は、皆が良く目にする冷蔵庫に貼られることになりました。

（実例３）
動線を生かしたナースステーションづくり

ある内科病棟では、師長から推薦された改善委員が中心となって活動を進めました。動線を活かしたナースステーションを目指して、ナースステーション内の配置換えを行いました。師長デスクを全体が見渡せる位置へ変更し、新しくリーダーデスクや医師が使うデスクを設置しました。レイアウトを変更することで、動線が活かされ、すっきりとして広く感じるようになり、動きやすく、作業がしやすくなりました。改善後に病棟スタッフへアンケートを行い、「新鮮な気持ちになった」「使いやすくなった」等の意見が出てきました。

松葉杖の置き場を作る

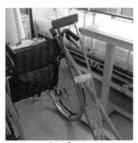
before

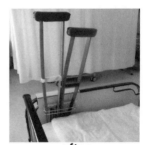
after

(実例４)
部署内、部署間のコミュニケーションの充実に

医事課は、パートさんも多く、全員の協力を得ることが難しいところでした。通常業務に追われていることを理由に、改善活動に対する反発も多く見られ、改善委員が一人歩きする状況が続きました。病棟での改善活動を水平展開することも難しく、アイデアが浮かびませんでした。そこで、全員にアンケートをとって、意見を取り入れました。また、整理整頓は、大掃除の時などに全員で行いました。今回の取り組みで、部署内、部署間のコミュニケーションの充実を図れたことが大きな収穫だったようです。

(実例5)
日頃の活動の集大成

NICUでは日ごろから職場改善が行われており、今までの活動の集大成をすることが出来ました。整理用の棚の作成には、医師の協力もありました。調乳瓶への記名作業では、マジックで名前記入していた所を、ID番号入り使い捨てラベルを貼るようになりました。ラベルは、放射線部、調理部といった他部署の協力もあって作成できました。時間の

短縮、安心、間違い防止につながり、心の余裕がうまれて、ストレス軽減に繋がりました。

多段の棚を活用して収納する

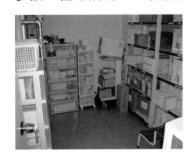

(実例6)
勉強会でモチベーションもアップ

救急外来は、薬品庫整理は薬品係が行うなど、元々あったグループを利用し、担当を全員で割り振りました。経験年数の少ないスタッフが増えていたため、部署内の勉強会を充実させることになり、毎週30分間で勉強会が行われました。医師への働きかけ、時間の確保、内容の検討に苦労しましたが、知識を深めることで、仕事に対するモチベーションが高まりました。

（実例7）

薬剤部では、人数が多く集まる終礼を利用して、改善活動の話し合いが行われました。調剤棚の整理整頓が行われ、調剤ミスを防ぐ対策となりました。他にも、手洗い場や本棚等を整理整頓することで、清潔で作業のしやすい環境となりました。病棟など他の部署との交流が深められ、コミュニケーションが深められたことも大きな成果です。

棚の段数を減らして ME 機器の置き場を確保

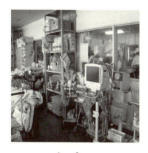
before

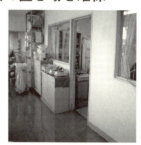
after

（実例8）

ある内科病棟では、主任、副主任、クラークさんがチームリーダーになり、改善活動のためのグループを4つ作りました。師長の視点で変えてしまうと、結局もとの状態に

戻ってしまいがちなので、スタッフが中心となって進めました。改善の一つに、検査表指示版の変更があります。今までは書き写していたものを、コピーしてホワイトボードに貼る事で、二度手間が無くなり、間違いなく検査出しができるようになりました。受身ではなく、自分達で行動することで、楽しく活き活きとした職場に変わっていきました。

患者のプライバシー対策

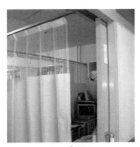
before

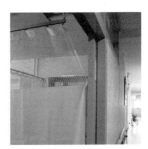
after

4．成功させるためのヒント

── ① 成功を信じる

成功の第一のキーは、師長や主任のヤル気です。一度経験するとスムーズですが、少し勉強が必要で、取り掛かりが難しく感じられますので、産業保健職と協働しましょう。後に述べる好事例を見ると、看護師のメンタルヘルスヘルスにかなりの効果が期待されます。成功を信じて改善活動を支えてください。

── ② 準備ができているところからはじめる

病院全体ではじめることもできますが、人手が足りなかったり、とても忙しかったり、効果が不明で二の足を踏む職場もあるかもしれません。一律に開始する必要はありません。手挙げ方式ではじめている病院もあります。余裕がない部署は他部署が経験を積んでから開始してもらうことも可能で、業務の負担等も考慮して実施しましょう。センスの良い職場はあるものです。目の行き届く範囲で成功させて、広げていくのも方策です。

―③ 成果発表会を取り入れ好事例の水平展開を図る

他部署で効果のあった活動が参考になり、よい意味での競争意識も芽生えます。病院全体で開催できるようになると、他職種との協力も期待できます。

5．チャレンジしてみませんか

メンタルヘルス向上と関連が認められた職場環境改善には、以下のような好事例があります。

―① 仕事の能率・身体的負荷改善

動線の変更を含めた整理整頓で働きやすい環境を作ることはよく行われています。資材を整理して、資材室を夜勤時の休憩室に作り変えた例もあります。

―② 労働時間・勤務時間

看護師の勤務時間の調整はたいへんな作業ですが、病棟内の希望調査を行って、最長連続4日のリフレッシュ休暇を組み込むことができた例があります。

——③ 職場内外コミュニケーションの促進

相談の上、時間帯によってリハビリ室への患者の送迎をリハビリ室が行うようになり、病棟の負担を軽減した例があります。成果発表会で明らかになった課題を基に相談が始まりました。

【ここがポイント】

職場環境改善を行うには、少しだけ勉強が必要です。産業保健職と相談して開始しましょう。活動をエンカレッジできるようなファシリテータを任命し、そのサポートをしましょう。グループワークを含めた改善活動には、できるだけ多くの看護師が時間内に参加できるように、シフトを配慮してください。

　改善点の中には、師長や主任レベルの裁量がないと進められないものもあるかもしれません。できる範囲で応えるようにします。中には、改善が必要だけれども予算が発生するものなどがあるかもしれませんが、重要な課題は持ち越しにして、状況が整えば着手する項目として記録しておきます。安全衛生上のリスクが大きければ、（安全）衛生委員会など

に上程してもよいと思います。

<参考文献>

萩原由美. 看護師全員参加による職場の問題点と改善の取り組み. 2011; 66: 77-81.

坂田知子, 石橋静香, 吉川 徹, 堤 明純, 小木和孝, 長見まき子, 織田 進. 医療機関におけるメンタルヘルス対策に重点をおいた参加型職場環境改善. 労働科学. 2008; 82: 192-200.

吉川 徹（編）. 医療施設等におけるメンタルヘルス向上のための職場環境改善チェックリスト. 労働科学研究所. 2009.

堤 明純. 仕事のやりにくさを減らそう！医療従事者のメンタルヘルス対策に重点を置いた職場改善マニュアル. 平成17年度～19年度厚生労働科学研究費補助金　労働安全衛生総合研究事業.

http://www.tmu-ph.ac/pdf/H17H19report.pdf

「仕事のストレス判定図」や「職場改善のためのヒント集」については、次のURLも役に立ちます。 http://www.jstress.net

あとがき

　今回、多くの仲間と実施した研究と実践活動の成果が一冊の本となり、とても喜んでいます。この本は、厚生労働科学研究費をいただいて福岡徳洲会病院で実施した医療機関における職場環境改善に関する研究と、産業医科大学病院の看護部が中心となって行った看護師のメンタルヘルス対策の実践活動がもとになっています。読者がお勤めの病医院でメンタルヘルス対策を実践できるように、活動の要点をわかりやすく紹介することを目指しました。本書では割愛しましたが、徳洲会病院で行われた職場環境改善の前後で職場のストレスの得点が低下し、改善を行った病棟はそうでない病棟と比較して看護師の離職率が低いことが観察されました。また、産業医科大学病院の看護部では、組織的な活動を開始してからメンタルヘルスによる休業率が低下しました。

　多くの病医院で、看護師のメンタルヘルスは大きな課題になっています。どんな人でもメンタルヘルス不調に陥る可能性があり、ストレスフルな医療現

場はさらに高リスクです。医療従事者には、自身より患者優先、自身の健康は自身で管理可能といったメンタリティがありますが、医療従事者は必ずしも自らのメンタルヘルスを管理できているとは言えず、医療従事者のメンタルヘルス不調が、大切な患者のケアに悪影響を及ぼす可能性が示されています。組織として対策をとる必要性があるのです。規模や職種構成が異なる病医院で、本書が紹介した活動と同じことができるとは思いませんが、ポイントは看護師が主体となって取り組むこと、役割を定め、その組織における対策の優先順位を決めて、計画的に、少しずつ実施と評価、改善を進めていくことです。

　本書では、個人向けと職場向けの対策別にストレス調査を紹介しました。2015年から施行されているストレスチェック制度に合わせて整理することも考えましたが、看護師のキャリアに応じた個別対策も参考になると考え、分けることにしました。ストレスチェック制度は、「労働者の心の健康の保持増進のための指針」に示されている労働者や管理監督者、産業保健職等が、それぞれの役割を果たしなが

ら、職場の心の健康を向上させるための仕組みです。二次予防的なストレス調査も、意義と実施方法を明確にして導入する提要は同じで、調査結果をメンタルヘルス不調の予防に活かすためには、労働者に対する教育や相談体制などのインフラの整備が必要ですし、職場環境改善のやり方は、ストレスチェック制度の集団分析の参考になると思います。

　関係者の協力なしには、この本はできあがりませんでした。お名前を挙げることはできませんが、この本の基となった共同研究者による貴重な研究成果は、参考文献として紹介させていただきました。編集者の松尾裕起さんにはたいへんお世話になりました。松尾さんがいらっしゃらなかったら、これらの成果が一冊の本としてまとまることはなかったと思います。本書が、一生懸命がんばっている看護師のメンタルヘルス向上の一助になれば幸いです。

2016 年 10 月 20 日

堤　明純

付録ツール1
「仕事のストレス判定図」マニュアル

労働省「作業関連疾患の予防に関する研究」班
（班長：加藤 正明）平成11年度報告書より

1.「仕事のストレス判定図」とは

「仕事のストレス判定図」は、職場や作業グループなどの集団を対象として目にみえない仕事上のストレス要因を評価し、それが労働者の健康にどの程度影響を与えているかを判定するために開発されたツールである。

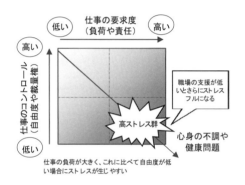

「仕事のストレス判定図」では、健康との関係が深いことがわかっている４つのストレス要因――「仕事の量的負担」、「仕事のコントロール」（裁量権や自由度のこと）、「上司の支援」および「同僚の支援」――を所定のストレス調査票で測定し、その結果にもとづいて、職場のストレス要因の程度や健康問題の起きやすさ（健康リスク）の程度を知ることができる。

2．仕事のストレス判定図の特徴

・特別な専門知識がなくても、誰でも簡単に使用できる。
・最小で12問の質問の回答を合計するだけで判定ができる。
・ある職場のストレスの大きさを、全国2.5万人の労働者の平均とくらべて判定することができる。
・ストレスの大小だけでなく、そのための健康リスクも知ることができるため対策の必要性が判断しやすい。

3．仕事のストレス判定図の活用場面

・体調を崩す者や事故が多いなどストレスが高いことが疑われる職場に対する調査
・職場ごとに仕事上のストレスを定期的に評価したい場合
・新しい機械の導入などの変化にともなうストレスの増加を評価したい場合
・ストレス対策の効果評価をしたい場合

4．結果からストレスの対策へ

・対策が必要かどうか判断する。健康リスクが120-130以上の職場ではいろいろなストレス問題が顕在化している場合が多い。

- 仕事のストレス判定図の結果からその職場のストレスの特徴に見当をつける。
- 職場巡視や労働者からの聞き取りを行い、具体的にどんな問題によって起きているのかを調べ、これをリストアップする。
- 関係者が集まってリストアップされた問題を検討し、改善のための計画をたてる。
- 改善を実施しその進捗状況を記録する。実施中は労働者からの意見などに基づいて適宜計画の見なおしを行う。
- 改善後は、仕事のストレス判定図を再度実施するなどによりその効果を評価する。改善の効果が不充分であればその理由を検討し、計画を見なおす。

図解：仕事のストレス判定図の使用方法

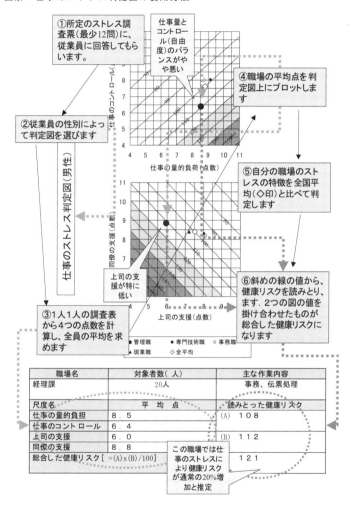

仕事のストレス判定図　81

5．使用上の注意

（1）できるだけ産業保健スタッフと連携して職場のストレス評価を実施すること。

（2）ストレスの評価と対策においては、「仕事のストレス判定図」にとりあげられていないこの他のストレス要因についても考慮に入れること。

（3）仕事の量的負担については、過小な場合にもストレスとなることがあることに注意する。

（4）職場環境のストレスの評価には、「仕事のストレス判定図」の他、健康診断データの職場比較や年次推移、職場巡視による観察、労働者や職場上司からの意見の聞き取りなど他の情報源も活用すること。

（5）労働者に調査票に記入を求める際には調査目的を明確に伝え、個人の回答が秘密にされることを保証すること。調査は無記名式で実施してよい。

仕事のストレス判定図（職業性ストレス簡易調査票用）

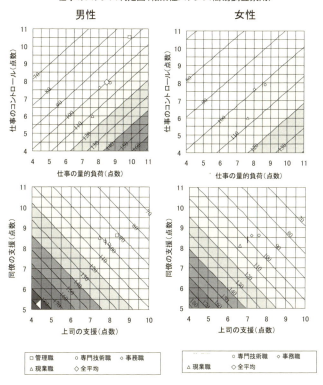

職場名	対象者数（人）	主な作業内容
尺度名	平　均　点	読みとった健康リスク
仕事の量的負荷		(A)
仕事のコントロール		
上司の支援		(B)
同僚の支援		
総合した健康リスク　[=(A)x(B)/100]		

仕事のストレス判定図を使用するための質問票*

あなたの 性別は（いずれかに〇）		1 男性	2 女性

あなたのお仕事についてうかがいます。最もあてはまる回答の欄に〇を記入して下さい。

	そうだ	まあそうだ	ややちがう	ちがう
(1) 一生懸命働かなければならない				
(2) 非常にたくさんの仕事をしなければならない				
(3) 時間内に仕事が処理しきれない				
(4) 自分のペースで仕事ができる				
(5) 自分で仕事の順番・やり方を決めることができる				
(6) 職場の仕事の方針に自分の意見を反映できる				

あなたの周りの方々についてうかがいます。最もあてはまる回答の欄に〇記入して下さい。

		非常に	かなり	多少	全くない
次の人たちとはどのくらい気軽に話せますか？	(7) 上司				
	(8) 職場の同僚				
あなたが困ったとき、次の人達はどのくらい頼りになりますか？	(9) 上司				
	(10) 職場の同僚				
あなたの個人的な問題を相談したら、次の人達はどのくらい聞いてくれますか？	(11) 上司				
	(12) 職場の同僚				

〇得点の計算方法：問1～6は、そうだ=4点、まあそうだ=3点、ややちがう=2点、ちがう=1点を与える。問7～12は、非常に=4点、かなり=3点、多少=2点、全くない=1点を与える。以下の式に従って各得点を計算する：仕事の量的負荷＝問1＋問2＋問3、仕事のコントロール＝問4＋問5＋問6、上司の支援＝問7＋問9＋問11、同僚の支援＝問8＋問10＋問12。

＊ この調査票は、職業性ストレス簡易調査票から必要部分を抜粋したものである。

★現在、仕事のストレス判定図を作成する機能を有する
「厚生労働省ストレスチェック実施プログラム」が利用できます
(https://stresscheck.mhlw.go.jp/)

付録ツール2
職場環境改善のためのヒント集
メンタルヘルスアクションチェックリスト
(2004春バージョン)

平成15年度厚生労働科学研究
「職場環境などの改善方法とその支援方策に関する研究」
アクションチェックリスト作成ワーキンググループ編

ヒント集のねらい

このヒント集は、職場の従業員の参加のもと、仕事の負担やストレスを減らして、快適に安心して働くための職場環境に関する改善アイデアが盛り込まれています。これらのヒントは、職場のメンタルヘルスやストレス対策のためにすでに行なわれ、役立っている改善事例を日本全国から集めて、全部で6つの領域、30項目に分類してチェックリストとしてまとめられたものです。

ヒント集の特徴

このヒント集は職場環境などの良否をチェックするものではありません。職場で取り上げる改善策を選択形式で選ぶチェック方法となっていますので（アクションチェックリストと呼ばれています）、職場で一緒に働く従業員同士によるグループ討議などで利用することが効果的です。それぞれのチェックポイントは、ストレス対策に有効だった事例を多面的に取り上げていますので、あなたの職場に合わせた職場環境等の改善への目のつけどころや改善の考え方を理解することができます。

【チェックの手順】
──ヒント集の具体的な使い方について──

1. ここにある30項目のチェックポイントは、職場環境・作業環境をよくする、コミュニケーションをよくするといった、職場でメンタルヘルス対策を行なう上でのヒントが盛り込まれています。
2. 各チェック項目についてそこで述べられている対策について次のように記入します。

(ア) その対策が不必要で、今のままでよい（その対策が講じられているか、考える必要がない）場合は「□ 提案しない」の□にレ印をつけてください。そして、すでに職場で対策が行なわれている場合には、その内容をメモ欄に記入してください。
(イ) その対策が必要（改善がこれから行なわれることが必要）な場合は、「□ 提案する」の□にレ印をつけてください（すでに対策がとられていても、さらに改善が必要と考えられるならば、この「□ 提案する」にレ印をつけてください）。

(ウ) つぎに、「□ 提案する」に印のついた一つ一つの項目について、その対策を優先して取り上げたほうがよいものに、「□ 優先」の□にレ印をつけてください。

3. このチェック結果は、グループ討議を通して、メンタルヘルス対策に関する優先課題の洗い出しに使うことを目標にしています。グループ討議に役立ちそうな感想も、適宜、書きとめておいてください。

A．作業計画への参加と情報の共有

１．（作業の日程作成に参加する手順を定める）

作業分担や日程についての計画作成に作業者と管理監督者が参加する機会を設ける。

　　　このような対策を □ 提案しない □ 提案する ──□ 優先

２．（少人数単位の裁量範囲を増やす）

具体的なすすめ方や作業順序について、少人数単位または作業担当者ごとに決定できる範囲を増やしたり、再調整する。

　　　このような対策を □ 提案しない □ 提案する ──□ 優先

３．（個人あたりの過大な作業量があれば見直す）

特定のチーム、または特定の個人あたりの作業量が過大になる場合があるかどうかを点検して、必要な改善を行なう。

　　　このような対策を □ 提案しない □ 提案する ──□ 優先

４．（各自の分担作業を達成感あるものにする）

分担範囲の拡大や多能化などにより、単調な作業ではなく、個人の技量を生かした達成感が得られる作業にする。

　　　このような対策を □ 提案しない □ 提案する ──□ 優先

5．（必要な情報が全員に正しく伝わるようにする）

朝の短時間ミーティングなどの情報交換の場を設け、作業目標や手順が各人に伝わり、チーム作業が円滑に行なえるように、必要な情報が職場の全員に正しく伝わり、共有できるようにする。

　　　このような対策を □ 提案しない □ 提案する ──□ 優先

B．勤務時間と作業編成

6．（労働時間の目標値を定め、残業の恒常化をなくす）

1日、1週、1ヶ月単位ごとの労働時間に目標値を設け、ノー残業デーなどを運用することで、長時間労働が当たり前である状態を避ける。

　　　このような対策を □ 提案しない □ 提案する ──□ 優先

7．（繁忙期やピーク時の作業方法を改善する）

繁忙期やピーク時などの特定時期に個人やチームに作業が集中せず、作業の負荷や配分を公平に扱えるように、人員の見直しや業務量の調整を行なう。

　　　このような対策を □ 提案しない □ 提案する ──□ 優先

8．（休日・休暇が十分取れるようにする）

定めた休日日数がきちんと取れ，年次有給休暇やリフレッシュ休暇などが計画的に，また必要に応じて取れるようにする。

このような対策を □ 提案しない □ 提案する ──□ 優先

9．(勤務時間制、交代制を改善する)

勤務時間制を見直し、十分な休養時間が確保でき、深夜・早朝勤務や不規則勤務による過重負担を避けるようにする。

　　　このような対策を □ 提案しない □ 提案する ──□ 優先

10．(個人の生活条件にあわせて勤務調整ができるようにする)

個人の生活条件やニーズに応じて、チーム編成や勤務条件などが柔軟に調整できるようにする（例：教育研修、学校、介護、育児）。

　　　このような対策を □ 提案しない □ 提案する ──□ 優先

C．円滑な作業手順

11．(物品と資材の取り扱い方法を改善する)

物品と資材、書類などの保管・運搬方法を工夫して負担を軽減する。（例：とりだしやすい保管場所、台車の利用、不要物の除去や整理整頓など）

　　　このような対策を □ 提案しない □ 提案する ──□ 優先

12.（個人ごとの作業場所を仕事しやすくする）

各自の作業場のレイアウト、姿勢、操作方法を改善して、仕事しやすくする。（例：作業台の配置、肘の高さでの作業、パソコン操作方法の改善など）

　　このような対策を □ 提案しない □ 提案する ──□ 優先

13.（作業の指示や表示内容をわかりやすくする）

作業のための指示内容や情報が作業中にいつでも容易に入手し確認できるようにする。（例：見やすい指示書、表示・ラベルの色分け、標識の活用など）

　　このような対策を □ 提案しない □ 提案する ──□ 優先

14.（反復・過密・単調作業を改善する）

心身に大きな負担となる反復作業や過密作業、単調作業がないかを点検して、適正な負担となるよう改善する。

　　このような対策を □ 提案しない □ 提案する ──□ 優先

15.（作業ミス防止策を多面に講じる）

作業者が安心して作業ができるように、作業ミスや事故を防ぎ、もし起こしても重大な結果に至らないように対策を講じる。（例：作業手順の標準化、マニュアルの作成、チェック方法の見直し、安全装置、警報など）

このような対策を □ 提案しない □ 提案する ──□ 優先

D. 作業場環境

16.（温熱環境や視環境、音環境を快適化する）

冷暖房設備などの空調環境、照明などの視環境を整え、うるさい音環境などを、個々の作業者にとって快適なものにする。

　　このような対策を □ 提案しない □ 提案する ──□ 優先

17.（有害環境源を隔離する）

健康を障害するおそれのある、粉じん、化学物質など、人体への有害環境源を隔離するか、適切な防護対策を講じる。

　　このような対策を □ 提案しない □ 提案する ──□ 優先

18.（職場の受動喫煙を防止する）

職場における受動喫煙による健康障害やストレスを防止するため、話し合いに基づいて職場の受動喫煙防止対策をすすめる。

　　このような対策を □ 提案しない □ 提案する ──□ 優先

19.（衛生設備と休養設備を改善する）

快適で衛生的なトイレ、更衣室を確保し、ゆっくりとくつろげる休憩場所、飲料設備、食事場所や福利厚生施設を備える。

このような対策を □ 提案しない □ 提案する ──□ 優先

20．（緊急時対応の手順を改善する）

災害発生時や火災などの緊急時に適切に対応できるように、設備の改善、通路の確保、全員による対応策と分担手順をあらかじめ定め、必要な訓練を行なうなど、日頃から準備を整えておく。

このような対策を □ 提案しない □ 提案する ──□ 優先

E．職場内の相互支援

21．（上司に相談しやすい環境を整備する）

従業員が必要なときに上司や責任者に問題点を報告し、また相談しやすいように普段から職場環境を整えておくようにする。（例：上司に相談する機会を確保する、サブリーダーの設置、相談しやすいよう職場レイアウトを工夫するなど）

このような対策を □ 提案しない □ 提案する ──□ 優先

22．（同僚で相談でき、コミュニケーションがとりやすい環境を整備する）

同僚間でさまざまな問題点を報告しあい、また相談しあえるようにする。（例：作業グループ単位で定期的な会合を持つ、日報やメーリングリストを活用するなど）

このような対策を □ 提案しない □ 提案する ──□ 優先

23.（チームワークづくりを進める）

グループとしてお互いを理解し支え合い、相互に助け合う雰囲気が生まれるように、メンバーで懇親の場を設けたり、研修の機会をもつなどの工夫をする。

このような対策を □ 提案しない □ 提案する ──□ 優先

24.（仕事に対する適切な評価を受け取ることができるようにする）

作業者が自分の仕事の出来や能力についての評価を、実績に基づいて、納得できる形で、タイミングよく受け取ることができるようにする。

このような対策を □ 提案しない □ 提案する ──□ 優先

25.（職場間の相互支援を推進する）

職場や作業グループの間で、それぞれが作業しやすくなるように情報を共有したり、連絡調整をおこなったりするなど、相互支援を推進する。

26.（個人の健康や職場内の問題について相談できる窓口を設置する）

心の健康や悩み、ストレス、あるいは職場内の人間関係などについて、気がねなく相談できる窓口または体制を確保する。（例：社内のメンタルヘルス相談窓口の設置）

　　このような対策を □ 提案しない □ 提案する ──□ 優先

27.（セルフケアについて学ぶ機会を設ける）

セルフケア（自己健康管理）に役立つ情報を提供し、研修を実施する。（例：ストレスへの気づき、保健指導、ストレスへの上手な対処法など）

　　このような対策を □ 提案しない □ 提案する ──□ 優先

28.（職場の将来計画や見通しについて、いつも周知されているようにする）

組織や作業編成の変更など職場の将来計画や見通しについて、普段から周知されているようにする。

　　このような対策を □ 提案しない □ 提案する ──□ 優先

29.（昇進・昇格、資格取得の機会を明確にし、チャンスを公平に確保する）

昇進・昇格のモデル例や、キャリア開発のための資格取得機会の有無や時期が明確にされ、また従業員に公平にチャンスが与えられることが従業員に伝えられているようにする。

　　このような対策を □ 提案しない □ 提案する ──□ 優先

30.（緊急の心のケア体制をつくる）

突発的な事故が生じた時に、救急処置や緊急の心のケアが受けられるように、あらかじめ職場内の責任者や産業保健スタッフ、あるいは社外の専門家との連絡体制や手順を整えておく。

　　このような対策を □ 提案しない □ 提案する ──□ 優先

付録ツール３

「仕事のやりにくさを減らそう！
医療従事者のメンタルヘルス対策に重点を置いた
職場改善マニュアル」ツール集

平成17年度～19年度厚生労働科学研究費補助金 労働安全衛生総合研究事業

「職業性ストレス簡易調査票及び労働者疲労蓄積度自己診断チェックリストの

職種に応じた活用法に関する研究」（主任研究者 下光輝一）成果物

「仕事のやりにくさを減らそう！医療従事者のメンタルヘルス対策に重点を

置いた職場改善マニュアル」（分担研究者：堤 明純）より

グループワーク用まとめシート

あなたの職場で行われている、快適で働きやすい職場作りに役立っている良い点

	良い点	具体的内容とその理由
1		
2		
3		

あなたの職場で、快適で働きやすい職場作りのためにこれから改善したい点

	改善点	具体的な改善策のアイデア
1		
2		
3		

グループワークで出される職場のよい点と改善点をまとめるシートです。

まず良い点、次に改善点の順に議論して意見の多かった順に3つずつまとめましょう。

事例報告シート

1. 報告日時 平成＿＿年＿＿月＿＿日　職場/病棟名＿＿＿＿＿　職場の人数＿＿＿＿　報告者＿＿＿＿
2. 改善内容

3. 改善前後の説明の状況、改善前後の写真、イラストなど

改善前の状況	改善後の状況
内容 写真 イラスト 説明 解説	

4. 改善の具体的な内容（以下のうちいずれかをチェックする）
   - □ 作業計画への参加と情報共有　　□ 勤務時間と作業編成　　□ 円滑な作業手順　　□ 作業場環境
   - □ 職場内の相互支援　　□ 安心できる職場のしくみ　　□ その他（　　　　　　　　　　　　）
5. 改善を行った日　平成＿＿年＿＿月＿＿日（〜平成＿＿年＿＿月＿＿日）　6. 改善を主に担当した人、グループ
7. 改善に要した費用　約＿＿＿＿円　□ 0円　□ 〜1,000円　□ 〜10,000円　□ 10,000円以上
8. 改善に要した時間　約＿＿＿＿時間/日　□ 1日未満　□ 〜1週間　□ 〜1ヶ月　□ 1ヶ月以上
9. 改善実施後の評価

改善による効果	改善を進めるにあたって苦労した点

実際に実施した改善活動を記録として残します。

仕事のやりにくさを減らそう！

パワーポイント例

職場改善活動事例報告会 部署名 代表者名	**病院・病棟の紹介** ・ 業務内容 ・ スタッフ人数
職場・病棟の良い点 ① ② ③	**職場・病棟の改善したい点** ① ② ③
改善内容 改善前写真 改善後写真 ・ 具体的内容 ・ 改善による効果 ・ 苦労した点	

職場改善活動を他グループに紹介するときのパワーポイントのひな型です。

良い活動が水平展開することが期待されます。

感想アンケート(ファシリテータ用)

① 職場環境改善活動に参加してのご感想は
　1)とても有意義だった　2)有意義だった　3)余り有意義ではなかった
② どんな点が有意義と感じましたか(いくつでも)
　1)目に見える改善が進んだ　2)改善の実感が得られた　3)チームワークの強化
　4)実績の記録が残った　5)改善の水平展開　6)自分自身の成長
③ 今回の取り組みを通じて
　1) 仕事での身体的ストレス、心理的ストレスが減った
　□そう思う　□まあそう思う　□あまりそう思わない　□そう思わない
　2) 病院スタッフの定着率の向上に役立った
　□そう思う　□まあそう思う　□あまりそう思わない　□そう思わない
　3) 医療ミスを減らし、安全で安心な医療の提供に役立った
　□そう思う　□まあそう思う　□あまりそう思わない　□そう思わない
　4) 働き甲斐、やりがいのある職場作りに役立った
　□そう思う　□まあそう思う　□あまりそう思わない　□そう思わない
　5) 病院スタッフの仕事満足度を高めた
　□そう思う　□まあそう思う　□あまりそう思わない　□そう思わない
　6) 今回の活動は、今後の改善活動に活かせる
　□そう思う　□まあそう思う　□あまりそう思わない　□そう思わない
④ どんな点が大変でしたか
1) 時間の確保
2) 改善の進め方が分からない
3) スタッフの協力が得られない
4) その他、具体的に
⑤ ご自分の部署の職場環境改善活動への取り組みに関して
1)良く頑張った　2)まあ頑張った　3)もう少し頑張ればよかった　4)頑張っていないが仕方ない
⑥ 主な活動は
1)対象部署への指導・助言　2)安全衛生委員会との関わり　3)アンケート集計
4)グループワーク、報告会の開催　5)その他
⑦ あなたはどの位対象部署の職場環境改善の取り組みに関わりましたか
1)中心となった　2)関われる時　3)要請があった時　4)特に関わらなかった
⑧ 最後に職場環境改善活動のあり方について一言ありましたらお願いします。

職場改善実施後に得られるファシリテータや改善委員からの意見を、次回以降の改善活動にいかしましょう!

感想アンケート(改善委員用)

①職場環境改善活動に参加してのご感想は
　1)とても有意義だった　2)有意義だった　3)余り有意義ではなかった

②どんな点が有意義と感じましたか(いくつでも)
　1)目に見える改善が進んだ　2)改善の実感が得られた　3)チームワークの強化
　4)実績の記録が残った　5)改善の水平展開　6)自分自身の成長

③今回の取り組みを通じて
　1)仕事での身体的ストレス、心理的ストレスが減った
　□そう思う　□まあそう思う　□あまりそう思わない　□そう思わない
　2)病院スタッフの定着率の向上に役立った
　□そう思う　□まあそう思う　□あまりそう思わない　□そう思わない
　3)医療ミスを減らし、安全で安心な医療の提供に役立った
　□そう思う　□まあそう思う　□あまりそう思わない　□そう思わない
　4)働き甲斐、やりがいのある職場作りに役立った
　□そう思う　□まあそう思う　□あまりそう思わない　□そう思わない
　5)病院スタッフの仕事満足度を高めた
　□そう思う　□まあそう思う　□あまりそう思わない　□そう思わない
　6)今回の活動は、今後の改善活動に活かせる
　□そう思う　□まあそう思う　□あまりそう思わない　□そう思わない

④どんな点が大変でしたか
1)時間の確保　2)改善の進め方が分からない　3)スタッフの協力が得られない
4)その他、具体的に

⑤ご自分の部署の職場環境改善活動への取り組みに関して
1)良く頑張った　2)まあ頑張った　3)もう少し頑張ればよかった　4)頑張っていないが仕方ない

⑥あなたの部署で中心となって活動したのは
1)改善委員　2)ファシリテータ　3)改善委員以外のスタッフ　4)その都度変更

⑦あなたはどの位対象部署の職場環境改善の取り組みに関わりましたか
1)中心となった　2)関われる時　3)要請があった時　4)特に関わらなかった

⑧ファシリテータからの関わりは
1)いつも助言が得られた　2)適度に助言を受けた　3)必要な時に助言を得た　4)特に無かった

⑨ファシリテータはお役に立てましたか
1)とても役に立った　2)役立った　3)時に役立った　4)あまり役立たなかった

⑩最後に職場環境改善活動のあり方について一言ありましたらお願いします。

堤　明純（つつみ・あきずみ）

昭和62年自治医科大学医学部卒業。福岡県内医療機関にて地域医療に従事後、平成9年久留米大学医学部助手（環境衛生学講座）、平成12年久留米大学医学部講師（環境衛生学講座）、平成13年岡山大学大学院助教授（衛生学・予防医学分野）、平成18年産業医科大学教授（産業医実務研修センター）を経て、平成24年より北里大学医学部教授（公衆衛生学）。専門は、循環器疫学、行動医学・心理社会的要因が健康に及ぼす影響、産業医学・健康管理、職業性ストレスの健康影響、健康の社会決定要因。

これならできる！
看護師のメンタルヘルス対策ハンドブック

2016年12月26日初版第一刷発行
著　者：堤 明純
発行者：中野 淳
発行所：株式会社 慧文社
　　　　〒174-0063
　　　　東京都板橋区前野町4-49-3
　　　　〈TEL〉03-5392-6069
　　　　〈FAX〉03-5392-6078
　　　　E-mail:info@keibunsha.jp
　　　　http://www.keibunsha.jp/
印刷・製本：モリモト印刷株式会社
ISBN978-4-86330-173-3
落丁本・乱丁本はお取替えいたします。

慧文社の医学関連書籍

離床の不安を自信に変える
脳卒中急性期における看護ケアとリハビリテーション完全ガイド

曷川 元・監修

定価:本体3800円+税

脳神経の解剖生理や脳画像などオールカラーでわかりやすく解説。
脳卒中領域の最新の早期離床エビデンスやベテランが実践する
病型別離床プログラムも掲載!(DVD付き)

誰も教えてくれないコツがここにある!
フィジカルアセスメント完全攻略Book

曷川 元・監修

定価:本体3800円+税

ベッドサイド必須のスキルであるフィジカルアセスメントを
カラー写真・イラスト満載でわかりやすく解説した決定版。
現場で活躍するエキスパートがアセスメントのコツを伝授。(DVD付き)

実践!早期離床完全マニュアル
新しい呼吸ケアの考え方

曷川 元・編著

定価 本体3800円+税

人気セミナーの内容が待望のテキスト化。写真やイラスト、DVDで
わかりやすく技術と知識を習得できます!看護師やリハビリスタッフだけでなく
放射線技師・介護士の方も必携!(DVD付き)

増補版 今若者が危ない性感染症
青少年のための性感染症の基礎知識

石 和久・著

定価 本体900円+税

アナタのそばにも忍び寄る脅威…近年、若年層にまで感染が広がり
深刻化している性感染症(STD)。その実態と危険性、そして予防・対処法などの
正しい基礎知識を、青少年とその保護者のために分かりやすく解説。

〒174-0063　東京都板橋区前野町4-49-3　TEL03-5392-6069 Fax03-5392-6078
http://www.keibunsha.jp/　　E-mail:info@keibunsha.jp

慧文社　全国の書店やネット書店、TRCや小社などでお求めいただけます。

慧文社の医学関連書籍

写真とイラストで学べる
レジスタンストレーニングの基礎の基礎

岩本紗由美・著

定価:本体2800円+税

これから運動指導について学ぼうとする初学者に、単なるエクササイズの紹介のみならず、それに必須の動作方向や主働筋などの基礎知識を多数の写真・イラストを用いて平易に解説。

解剖学に基づくテーピングの基礎の基礎

岩本紗由美・著

定価:本体1500円+税

単なるテーピング法のハウツーのみならず、それに必須の解剖学的基礎知識を多数の写真・イラストを用いて平易に解説。現役のスポーツ選手・コーチのみならず、将来スポーツ指導者等を目指す学生にも!

医薬品企業の研究開発戦略
分離する研究開発とバイオ技術の台頭

宮重徹也/
藤井敦・共著

定価:本体2000円+税

巨大化する大手医薬品企業。大手医薬品企業は、どのように画期的新薬を生み出しているのか?ブロック・バスターの研究開発戦略を明らかにして、現在の創薬技術を解明する。

医薬品企業の経営戦略
企業倫理による企業成長と大型合併による企業成長

宮重徹也・著

定価:本体2000円+税

企業成長を目指して世界的な大型合併を繰り返す医薬品企業。
しかし、成長力の真の源泉は患者さんの生命を助けたいという強い思いだった!
実践経営学会・学術奨励賞受賞作。

〒174-0063　東京都板橋区前野町4-49-3　TEL03-5392-6069 Fax03-5392-6078
http://www.keibunsha.jp/　E-mail:info@keibunsha.jp
慧文社　全国の書店やネット書店、TRCや小社などでお求めいただけます。

慧文社の医学関連書籍

透析医・峰充子の
Ｂ型肝炎感染防止対策
医療現場へのメッセージ

夏　知眞理・著

定価：本体1800円＋税

原因不明のＢ型肝炎集団感染発生、相次ぐ死者！
その感染の謎を暴く本格医療小説！
「推理小説」にして最高の透析医療「啓発書」！

急変なし長生き元気の
血液透析の実際
透析文化支援システムの構築を目指して

矢花眞知子・著

定価：本体2500円＋税

最新のエビデンスを透析医療の現場にフィードバックして、
患者・家族の皆様から医療従事者まで、誰も苦しまない
「急変なし長生き元気」の血液透析を実現！

ペットボトルはペットのボトル
誰も苦しまない長生きのための
血液透析入門書

矢花眞知子・著

定価：本体1800円＋税

「急変なし」、「長生き」、「元気」になるための血液透析の受け方と
日常生活の送り方を、透析専門医が最新のエビデンスに基づき、
様々なエピソードを交えながら、分かりやすく解説。

知りたい！医療放射線

早渕 尚文／井上 浩義・編

定価：本体2000円＋税

放射線の歴史の「光と陰」、放射線の基礎知識、CT、PETなどの放射線診断、
がんの放射線治療など、放射線医療の基礎知識を分りやすく解説した
最新の入門書！レントゲン技師を目指す方、放射線治療に関心のある方にも！

〒174-0063　東京都板橋区前野町4-49-3　TEL03-5392-6069　Fax03-5392-6078
http://www.keibunsha.jp/　　　E-mail:info@keibunsha.jp

慧文社　全国の書店やネット書店、TRCや小社などでお求めいただけます。

慧文社の医学関連書籍

カウンセリング論
看護師による「カウンセリング事例」集

北島謙吾・編

定価：本体2000円+税

摂食障害、行為障害、気分障害、身体表現性障害、アルコール関連障害などをとり上げ、当事者だけでなくその家族へのカウンセリング過程を紹介。カウンセラーとクライエントが人間的に成長してゆくことを目指す。

公衆衛生における
インフォームド・コンセント
齲歯予防と水道水中のフッ化物

二宮一枝・著

定価：本体2000円+税

生命倫理学の領域で、応用的な範疇に位置し、十分な議論がなされていない「公衆衛生におけるインフォームド・コンセント」について、事例を詳細に分析し、ガイドラインを提示！

明治金澤の蘭方医たち

山嶋哲盛・著

定価：本体1500円+税

一命を賭し金沢医学の基礎を築いた黒川良安（まさやす）、スロイス、ホルトルマンら蘭方医の生きざまを辿り、金澤醫学館をその淵源とする金沢大学医学部の黎明期を詳述。歴史研究者にも必読の書！

あなたは笑って大往生できますか

朝日俊彦・著

定価：本体1500円+税

がん告知を始め、学会報告、全国での講演会などで、終末期医療についての認識を広める活動を行う著者が、医師としての自らの経験を基に、「うまく死ぬ」ことの大切さとその工夫を伝授！

〒174-0063　東京都板橋区前野町4-49-3　TEL03-5392-6069 Fax03-5392-6078
http://www/keibunsha.jp/　　E-mail:info@keibunsha.jp

慧文社　全国の書店やネット書店、TRCや小社などでお求めいただけます。

慧文社の本

新装版　対訳J.S.バッハ声楽全集

若林敦盛・訳

定価：本体6000円＋税

バッハの芸術の真髄ともいえる声楽作品の「歌詞」を、原文に忠実に、
かつ明快な口語体にて完全対訳！　「マタイ受難曲」や教会カンタータ等、
主要な声楽作品を網羅し、出典・注釈等も充実。

対訳J.S.バッハ声楽全集　補遺

若林敦盛・訳

定価：本体4700円＋税

『対訳J.S.バッハ声楽全集』に未収録の声楽作品を網羅、2005年に新発見
された話題のアリア（BWV1127）などの稀少テクストも満載の貴重な一冊！
より専門性を追求される方に必携！

ヴィオッティ　近代ヴァイオリン奏法の父

菊池 修・訳

定価：本体2500円＋税

ベートーヴェンら古典派の巨匠達に多大な影響を与え、ヴァイオリン奏法に
画期的進展をもたらし、「近代ヴァイオリン奏法の父」と評されるヴィオッティの
波乱に富んだ生涯と数々の業績を詳細かつ分かりやすく解説！

苦難に対する態度
苦難の人ヨブを中心にして

賀川豊彦・著

定価：本体5000円＋税

私たちは何故苦しむのか。苦しみにどう向き合えばいいのか。
賀川豊彦は関東大震災の焼け野原でヨブ記を開いた。
本書は、賀川豊彦による唯一の「ヨブ記」講義である。（改訂新版）

〒174-0063　東京都板橋区前野町4-49-3　TEL03-5392-6069　Fax03-5392-6078
http://www.keibunsha.jp/　　E-mail:info@keibunsha.jp

慧文社　全国の書店やネット書店、TRCや小社などでお求めいただけます。

慧文社の本

騒音・低周波音・振動の紛争解決ガイドブック

村頭秀人・著

定価：本体4700円+税

「騒音」「低周波音」「振動」とは何か？それらに関する紛争をどうすれば解決できるか？多数の紛争の解決に当たってきた弁護士詳細に解説。弁護士、公害苦情処理担当者、建築施工業者、被害者等に必携の一冊！

日本語・英語・フランス語・ドイツ語・イタリア語・スペイン語対照
六カ国語共通のことわざ集

張福武・著

定価：本体5000円+税

日本語、英語、フランス語、ドイツ語、イタリア語、スペイン語の6カ国語で意味の共通する約300の「諺」・「慣用句」を集めて、それぞれ原文を対比させ、ひとつひとつにわかりやすい解説を。活用自在のレファレンスブック！

平成地名増補版
古今対照日本歴史地名字引

関根正直/
伊東裕起・著

定価：本体6000円+税

日本の地名は、どのような歴史的出来事とつながりがあるのか？『古事類苑』や『大言海』の編纂にも携わった関根正直による地名研究の名著を現代表記で読みやすく再編集した増補版。（改訂新版）

ルイス・フロイス日本書翰

ルイス・フロイス・著
木下杢太郎・訳

定価：本体7000円+税

フロイスは追放令後のキリシタンたちの苦境、天正少年遣欧使節と秀吉の謁見、朝鮮出兵、そして激動の時代の中の戦国武将たちの姿などを書翰に記した。（改訂新版）

慧文社

〒174-0063　東京都板橋区前野町4-49-3　TEL03-5392-6069　Fax03-5392-6078
http://www.keibunsha.jp/　　E-mail:info@keibunsha.jp
全国の書店やネット書店、TRCや小社などでお求めいただけます。

―――― 慧文社の新シリーズ ――――
日本の司法福祉の源流をたずねて

現在に、そして未来につながる司法福祉の不朽の名著を
新字・新仮名の改訂新版で読みやすく復刊！（各巻Ａ５上製クロス装函入）

1 獄務要書
小河 滋次郎・著
（解題・小野 修三）
ISBN978-4-86330-162-7
定価:**本体7000円＋税**

旧監獄法、感化法や国立感化院、方面委員（後の民生委員）制度の成立に尽力した小河滋次郎の名著。
小河が看守に宛てて書いた「心得」に加え、感化教育に対する重要な提言も収める。

2 感化事業とその管理法
留岡 幸助・著
（解題・姜 克實）
ISBN978-4-86330-163-4
定価:**本体7000円＋税**

14歳未満の者を刑罰の対象外とした現行刑法の制定と、旧少年法の前史としての感化法改正に際し、
「感化教育の父」留岡幸助が理論と実践を踏まえた提言を行う。

3 ひしがれたる者の呻き
原 胤昭・著
ISBN978-4-86330-164-1
定価:**本体7000円＋税**

前科があり、「戸籍が汚れた」がゆえに、出獄後も困難な生活を強いられていた出獄人たち。
出獄人とともに生きた「免囚保護の父」原胤昭が彼らの苦難を綴ると共に、その改善案を提言する。

4 少年保護の法理と実際
少年保護婦人協会・編
ISBN978-4-86330-165-8
定価:**本体7000円＋税**

旧少年法および矯正院法の成立に尽力し、起訴猶予者・執行猶予者や思想犯転向者の保護のための
制度作りに携わった宮城長五郎らによる少年保護の概説。

5 司法保護事業概説
２０１７年３月刊（第５回配本）予定
森山 武市郎・著
（解題・高橋 有紀）
ISBN978-4-86330-166-5
予価:**本体7000円＋税**

日本の保護観察制度は、思想犯保護観察法から生まれた。困難な時局の中、転向者を保護する側面も
持つ同法の成立に尽力し、戦後の司法福祉につなげた森山武市郎。彼が語る司法保護とは。

定期購読予約受付中！（分売可）　　※定価・巻数・およびラインナップには、変更が生じる場合があります。何卒ご了承下さい。

小社の書籍は、全国の書店、ネット書店、TRC、大学生協などからお取り寄せ可能です。
(株)慧文社　〒174-0063　東京都板橋区前野町4-49-3
TEL 03-5392-6069　FAX 03-5392-6078　http://www.keibunsha.jp/